MANUEL

DU

BRANCARDIER

ET DE

L'INFIRMIER EN CAMPAGNE

PAR

Le Docteur F. FRÉBAULT

OFFICIER D'ACADÉMIE

Médecin en chef des Sauveteurs-Ambulanciers de la Seine
et de la Marne

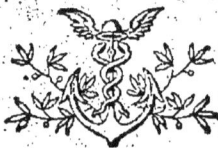

LE VÉSINET

J. HÉRAULT, IMPRIMEUR-LIBRAIRE

18, RUE DE L'ÉGLISE, 18

—

1895

MANUEL

DU

BRANCARDIER

ET DE

L'INFIRMIER EN CAMPAGNE

PAR

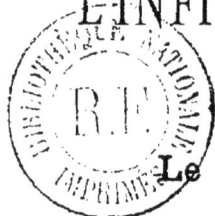

Le Docteur F. FRÉBAULT

OFFICIER D'ACADÉMIE

Médecin en chef des Sauveteurs-Ambulanciers de la Seine
et de la Marne

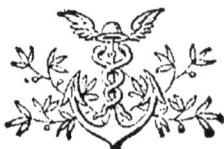

LE VÉSINET

J. HÉRAULT, IMPRIMEUR-LIBRAIRE

18, RUE DE L'ÉGLISE, 18

—

1895

PRÉFACE

Dans cet ouvrage, nous nous sommes efforcés de prendre dans les documents du ministère de la guerre tous les règlements du brancardier et de l'infirmier en campagne qui peuvent intéresser des gens de bonne volonté, disposés à rendre des services en temps de guerre.

Nous avons fait un classement particulier et in-extenso de ces prescriptions, ce travail est destiné à mettre en mémoire, à chacun selon ses capacités, ce qu'il doit faire en cas de mobilisation.

Nous sommes heureux de trouver chez certains de nos compatriotes des sentiments de désintéressement et d'amour pour la patrie, tels qu'ils ne craignent pas de donner leur argent pour tâcher d'être utiles à l'humanité.

Paris, le   Août 1894.

Dʳ F. FRÉBAULT O. ۞

MÉDECIN EN CHEF DES SAUVETEURS-AMBULANCIERS
DE LA SEINE ET DE LA MARNE

CONSIDÉRATIONS GÉNÉRALES

Les brancardiers sont chargés, en temps de guerre, de relever les blessés, de les enlever du champ de bataille et de leur donner les premiers soins.

Ils doivent être robustes et habitués à la fatigue, énergiques et dévoués.

Il est nécessaire qu'ils aient du sang-froid et le sentiment du devoir.

Ils doivent être en même temps adroits, patients et doux.

Il est indispensable qu'ils soient exercés au service du transport des blessés et capables de les secourir promptement et utilement.

Il faut qu'ils sachent non-seulement se servir des objets de pansement mis à leur disposition et des moyens de transport affectés aux ambulances, mais qu'ils puissent les remplacer lorsqu'ils viennent à manquer et utiliser les ressources qu'ils ont sous la main.

C'est pour cela que nous nous sommes décidés à publier ce mémorandum et le *Traité de médecine et de chirurgie pratique,* édité il y a quelque temps.

MANUEL

DU

BRANCARDIER & DE L'INFIRMIER

EN CAMPAGNE

Fonctionnement des Brancardiers sur le Champ de bataille

1° Brancardiers régimentaires

1. *Avant le combat.* — Lorsque la troupe prend la formation de combat, les brancardiers régimentaires sont amenés par section au poste de secours, sous la conduite d'un caporal ou brigadier, si, en raison de l'étendue de la ligne de combat, on a établi plusieurs postes de secours, les sections sont réparties entre ces divers postes.

2. — Chaque section prend position près de la voiture du bataillon auquel elle est attachée, à dix pas de la voiture le chef de section commande : *Halte.* Il fait déposer les sacs, placer les fusils en bandoulière et dispose la section en bataille par le commandement : *Rassemblement.*

Les brancardiers se placent sur deux rangs, les numéros impairs en avant, se numérotent et forment les équipes. Le numéro 1 est le chef brancardier. Au commandement de : *Aux brancards,* les numéros 1 et 2 de

chaque équipe se portent vers la voiture et reçoivent par
équipe, un brancard, 4 bidons remplis d'eau et deux
musettes à pansement. Ils reviennent à leur place et
donnent un bidon à chacun des brancardiers 3 et 4.

Les musettes destinées aux brancardiers numéros 1 et 3
contiennent deux écharpes, une pelote compressive avec
lacs à boucles, quelques bandes, des compresses ordinaires et antiseptiques, de la charpie antiseptique, du
ruban de fil et des épingles.

Les brancardiers 1 et 2 montent immédiatement le
brancard (art. 66) et suivant le commandement, restent
au repos ou se tiennent prêts à partir (art. 67). Au départ,
les brancardiers 3 et 4 se placent de chaque côté du
brancard, le numéro 3 à gauche et le numéro 4 à droite.

Les brancardiers alternent entre eux pour porter les
brancards.

Les musiciens peuvent être mis à la disposition du
médecin en chef de service pour constituer à proximité
du poste de secours un relai de brancardiers.

3. *Pendant le Combat.* — A l'exclusion de tout autre
militaire combattant, les brancardiers relèvent les blessés,
sans distinction de nationalité, donnent les premiers
secours à ceux qui en ont besoin et les conduisent ou les
transportent au poste de secours.

Les blessés qui peuvent marcher se rendent seuls au
poste de secours. S'ils ont besoin d'être soutenus, ils
sont accompagnés par un brancardier qui les débarrasse
de leurs armes et de leur sac.

Les blessés qui sont incapables de marcher sont
transportés sur un brancard, après avoir reçu les soins
lesplus urgents.

Les brancardiers doivent, en transportant les blessés,
les mettre, autant qu'ils le peuvent, à couvert du feu de
l'ennemi, en profitant des plis de terrain, de haies, des
fossés, etc.

Les brancardiers recueillent, en même temps que les blessés, leurs armes et leurs sacs, qu'ils déposent au poste de secours.

Les morts sont laissés sur le champ de bataille jusqu'à ce que des ordres aient été donnés pour les inhumer.

Après avoir accompagné ou transporté un blessé au poste de secours, les brancardiers, à moins d'ordre contraire, reviennent immédiatement le plus près possible des combattants et continuent à opérer le transport des blessés. Ils renouvellent quand c'est nécessaire, les objets de pansement des musettes et leur approvisionnement d'eau.

Lorsque les combattants font un mouvement rétrograde les brancardiers se portent au poste de secours pour évacuer le plus vite possible les blessés sur l'ambulance.

4. *Après le combat.* — Le combat terminé, les brancardiers explorent le champ de bataille, fouillent les buissons, les fossés, les plis de terrains et visitent les maisons où des blessés ont pu se réfugier. Dans le cas où leurs recherches se prolongent jusqu'à la nuit, ils sont munis de lanternes qui se trouvent dans les voitures médicales régimentaires.

Les brancardiers régimentaires peuvent être employés à l'évacuation du poste de secours sur l'ambulance, si la distance entre ces deux points est grande, on établit à moitié chemin, un relai où les brancardiers régimentaires remettent les blessés aux brancardiers de l'ambulance, qui leur donnent de nouveaux brancards en échange.

Lorsque tous les blessés ont été enlevés du champ de bataille et transportés au poste de secours ou à l'ambulance, les brancardiers déposent dans les voitures médicales régimentaires les brancards, les musettes et les bidons, et rejoignent leurs bataillons respectifs.

2ᵉ Brancardiers d'ambulance

5. — Au moment du combat, le médecin-chef organise des groupes composés de brancardiers, d'infirmiers, de cacolets, de litières et de voitures pour transporter des blessés. Ces groupes sont, autant que possible, dirigés sur le terrain par un médecin de l'ambulance qui reçoit du médecin-chef l'indication des postes de secours à desservir et des points ou s'établiront les stations de voitures.

Les brancardiers d'ambulances se mettent en rapport avec les postes de secours, y relaient les brancardiers régimentaires, ou vont, au besoin, jusqu'à la zone où sont tombés les blessés. Suivant les ordres donnés, ils transportent les blessés soit jusqu'à la station de voitures, soit jusqu'à l'ambulance si elle est assez rapprochée.

Secours à donner aux blessés sur le champ de bataille

CHAPITRE PREMIER

NÉCESSITÉ DE LES RÉDUIRE AUX SECOURS LES PLUS URGENTS

6. — Les blessés doivent être enlevés le plus rapidement possible du champ de bataille; on n'a ni le temps ni la possibilité des pansements importants sous le feu de l'ennemi. L'examen méthodique des blessures, les véritables pansements des plaies doivent être exécutés par les médecins, au poste de secours et à l'ambulance. Les brancardiers ne doivent donner aux blessés, avant de les enlever du champ de bataille, que les secours les plus urgents; les ranimer, arrêter les hémorrhagies,

immobiliser les membres fracturés ou atteints de blessures graves.

FAIRE BOIRE LES BLESSÉS

7. — Presque tous les blessés ont une soif vive, surtout ceux qui ont éprouvé une perte de sang un peu abondante : un des premiers soins des brancardiers sera de les faire boire. Il est fait exception pour les hommes atteints de blessures au ventre. L'eau est la boisson qui convient le mieux sur le champ de bataille, celle dont on peut le plus facilement s'approvisionner et qui étanche le mieux la soif. Les brancardiers doivent toujours en être pourvus.

Lorsque le blessé ne peut pas se soulever pour boire, un des brancardiers glisse le bras gauche sous ses épaules et lui maintient la tête et la partie supérieure de la poitrine relevée jusqu'à ce qu'il ait fini de boire.

DÉBARRASSER LA POITRINE ET LE VENTRE
DE TOUTE CONSTRICTION

8. — Après avoir été désaltérés, les blessés sont débarrassés de leur sac et de tout ce qui comprime le ventre et la poitrine et peut gêner la respiration.

Les brancardiers enlèvent le ceinturon, déboutonnent la capote, dénouent la cravate et desserrent le pantalon.

PLACER LES BLESSÉS DANS UNE BONNE
POSITION

9. — Si le blessé ne peut pas être transporté immédiatement loin du champ de bataille, on le met à l'abri du feu de l'ennemi derrière un mur, un arbre, etc.

Quelquefois le blessé est tombé dans un fossé ou couché dans la boue, la face contre terre; la tête est

plus basse que les pieds ; il a un membre fracturé, dont
les fragments déviés déchirent les chairs ; d'autres fois,
il est pris sous son cheval ou sous d'autres blessés. Les
brancardiers s'empressent, avant tout, de venir en aide à
ceux qui se trouvent dans cette situation et de les placer
dans une attitude meilleure. Ils débarrassent le nez et
la bouche du sang ou de la boue qui les obstruent et qui
gênent la respiration.

Ils couchent les blessés sur le dos, la tête élevée et
soutenue par un sac, une capote, une couverture, les
membres étendus et dans une bonne direction.

RANIMER LES BLESSÉS

10. — Lorsque le blessé est très affaibli, le brancardier s'efforce de le ranimer en lui faisant avaler quelques
gouttes d'un liquide cordial, en lui faisant respirer un
peu de vinaigre, s'il en à sa disposition, et en le réchauf-
fant par des frictions, s'il est refroidi.

11. — Des blessés peuvent être sans connaissance ou
même offrir les apparences de la mort. Cet état constitue
la syncope, qui est caractérisée par l'insensibilité, la
pâleur extrême de la face, le refroidissement des extrémités, le ralentissement ou même l'absence momentanée
du pouls et de la respiration.

Lorsqu'un blessé est en état de syncope, on doit tout
d'abord rechercher s'il a eu une hémorrhagie, afin d'empêcher son retour, et dans ce cas, appliquer au plus vite
les procédés qui seront indiqués plus loin.

MOYENS POUR COMBATTRE LA SYNCOPE

12. — Le meilleur moyen de combattre la syncope
est de coucher le blessé horizontalement sur le dos. On
se gardera, ainsi qu'on est trop disposé à le faire, d'éle-
ver la tête ; elle doit, au contraire, être abaissée au ni-

veau du sol. Si cela ne suffit pas, on soulève les membres afin de favoriser l'afflux du sang vers le cerveau.

On jette de l'eau à la figure; on frictionne les membres et la poitrine, on excite la muqueuse des fosses nasales en la chatouillant ou en faisant respirer du vinaigre. On a soin de ne pas chercher à faire boire le blessé avant qu'il ait repris connaissance. Enfin, si les moyens qui précèdent ne suffisent pas on a recours à la respiration artificielle.

Relèvement et conduite des blessés

SOINS A PRENDRE EN RELEVANT LES BLESSÉS

13. — L'enlèvement des blessés du champ de bataille exige des hommes exercés, habitués à manier des blessés.

Pour enlever un blessé, le placer sur un brancard, une voiture, il faut une certaine adresse qui ne s'acquiert qu'avec la pratique.

Les brancardiers doivent agir sans précipitation, avec douceur, et éviter les mouvements brusques qui peuvent aggraver les blessures des malades et leur causer des souffrances.

Ils saisissent les blessés solidement, mais sans rudesse, en ayant soin de ne pas porter les mains au niveau de leur blessures. Ils les soulèvent lentement, sans secousse, et soutiennent les membres pour empêcher que leurs mouvements ou leur poids ne déterminent des tiraillements douloureux.

Ils veillent à se placer commodément pour enlever les blessés et choisissent une attitude qu'ils puissent conserver quelque temps. Ils opèrent avec ensemble et règlent leurs mouvements d'après les commandements du chef brancardier.

MANIÈRE D'ABORDER UN BLESSÉ

14. — Les brancardiers, en abordant un blessé, déposent le brancard à terre le long du malade et à un pas de distance, la tête du brancard du même côté que celle du blessé.

Ils examinent rapidement le blessé, lui donnant les secours urgents qui ont été indiqués au Chapitre 1ᵉʳ, et apprécient s'il peut gagner à pied le poste de secours avec un aide, ou s'il est nécessaire de le porter.

CONDUITE DES BLESSÉS

Lorsqu'un blessé peut marcher et qu'il n'est pas trop faible, un seul brancardier suffira pour le conduire. Il peut le faire de trois manières :

1° En lui donnant simplement le bras ;

2° En lui donnant un appui sur son avant-bras engagé d'arrière en avant sous l'aisselle, tandis que de l'autre main il saisit la main correspondante du blessé ;

3° En faisant passer le bras du blessé derrière son cou et en le saisissant lui-même à bras-le-corps.

16. — Si le blessé est plus faible, deux brancardiers sont nécessaires pour le soutenir.

Ils peuvent aussi le faire de trois manières :

1° Le prendre de chaque côté par le bras ;

2° Lui donner un point d'appui de chaque côté en faisant passer ses bras sur les épaules ;

3° Le soutenir de chaque côté à l'aide des mains placées sous les aisselles, l'une en avant l'autre en arrière.

RELÈVEMENT PAR DEUX HOMMES

17. — Le relèvement par deux hommes se fait de deux façons : les brancardiers se mettent de chaque côté du blessé ou du même côté.

1º Le blessé est saisi des deux côtés :

Les brancardiers se placent l'un à droite, l'autre à gauche du blessé, et mettent un genou à terre. Ils passent les mains au-dessous du tronc et des membres inférieurs du patient et les entrecroisent mutuelllement afin de bien soutenir le blessé qui, s'il le peut, s'aide en saisissant les brancardiers au niveau de la ceinture ou par le cou,

Au commandement de : *Attention...*

Debout, les brancardiers se lèvent.

Au commandement de : *Marche*, le porteur de droite part du pied droit, le porteur de gauche part du pied gauche, et, marchant latéralement, ils se dirigent vers le brancard.

Ils se placent dans son prolongement, puis, s'écartant légèrement, ils avancent de chaque côté du brancard qu'ils mettent entre eux.

Ils s'arrêtent au commandement de : *Halte*, lorsque le blessé est au-dessus du brancard. Au commandement de : *Posez*, ils déposent doucement le blessé sur le brancard.

La dernière partie de cette manœuvre peut être modifiée. Après avoir soulevé le blessé, les brancardiers ne changent pas de place. Un troisième brancardier saisit le brancard et le glisse au-dessous du malade.

18. — 2º Le blessé est saisi d'un seul côté. Les deux brancardiers, faisant face au brancard, se placent du même côté du blessé, l'un au niveau de la poitrine, l'autre près des membres inférieurs. Mettant un genou à terre, le premier glisse une main sous les épaules du malade et l'autre sous les reins. Le second brancardier place les mains sous le bassin et les jarrets. Le blessé s'aide en passant un bras autour du cou du porteur qui soutient la poitrine.

Au commandement de : *Attention... Debout*, les brancardiers se lèvent.

Au commandement de : *Marche*, ils avancent, en marchant lentement, vers le brancard, qui est placé de l'autre côté du malade et parrallèlement à lui. Les porteurs arrivés près du brancard, le blessé est couché avec précaution, au commandement de : *Posez*.

Ce mode d'enlèvement est moins facile que le précédent, surtout si le blessé est lourd et ne s'aide pas; il nécessite des brancardiers adroits et vigoureux.

RELÈVEMENT PAR TROIS HOMMES

19. — Un troisième brancardier est nécessaire si le blessé est atteint de fracture d'un membre inférieur, ou d'une blessure grave, à la tête, à la poitrine, etc.

Dans le premier cas, placé en dehors des extrémités inférieures et du côté de la fracture, il soutient le membre brisé. Dans le second cas, il se porte derrière le blessé et soutient la tête avec ses mains en l'appuyant contre sa poitrine.

20. — Si le blessé est vêtu d'une capote ou d'un manteau, on peut utiliser ce vêtement, Après l'avoir déboutonné, un brancardier saisit le col à pleines mains de chaque côté de la base du cou; un autre réunit les deux pans en les tordant; un troisième soutient les membres inférieurs.

Au commandement de : *Attention... Debout*, ils enlèvent le blessé.

RELÈVEMENT PAR QUATRE HOMMES

21. — Lorsque le blessé est incapable de s'aider, s'il a par exemple une fracture des deux membres inférieurs, un quatrième brancardier doit se joindre aux précédents.

Un brancardier se place à la tête du blessé; deux autres se placent l'un de chaque côté à hauteur du bassin, le quatrième à hauteur des genoux.

Tous les brancardiers mettent le genou à terre; le
le brancardier placé à la tête saisit le blessé sous les
épaules; les deux qui se font vis-à-vis glissent leurs
mains sous le corps et les entrelacent de façon à soutenir
le bassin et les reins; le quatrième passe une main
sous les cuisses et l'autre sous les mollets.

Au commandement de *Attention... Debout*, ils se
redressent en même temps.

22. — Les quatre brancardiers peuvent encore se
grouper de la façon suivante, si la tête du blessé n'a pas
besoin d'être soutenue.

Deux brancardiers placés de chaque côté du blessé, à
la hauteur de la poitrine, mettent un genou à terre et
engagent les mains sous les fesses et les épaules du
blessé. Les deux autres saisissent les membres inférieurs
réunis, l'un au niveau des cuisses, l'autre au niveau des
mollets.

TRANSPORT AVEC LE BRANCARD

23. — Le transport des blessés à bras ou à dos d'homme
ne peut être employé que pour des distances peu consi-
dérables. Il est à la fois fatigant pour les porteurs et
pénible pour les malades. Le meilleur mode de transport est le brancard. Le malade y est couché et moins
exposé aux secousses que dans les litières et les voitures.

DESCRIPTION DU BRANCARD

Le brancard se compose de deux hampes, deux traverses d'écartement, quatre pieds, une toile et deux
bretelles.

Les hampes, en bois de pitch-pin, et en bois de frêne
dans l'ancien modèle, longue de 2^m25, sont équarries sur
oute la longueur de la toile, et arrondies à leurs extré-
tmités.

Les traverses qui servent à maintenir les hampes
écartées, sont fixées à la face inférieure de la hampe
gauche, à l'aide d'un boulon en fer forgé et à tête plate,
autour duquel elles pivotent.

L'extrémité libre de la traverse, légèrement élargie,
est percée de deux trous et d'une mortaise, destinés à
recevoir un tourniquet en cuivre placé sur la face inférieure de la hampe droite,

Le trou le plus rapproché du centre de la traverse est
destiné à faciliter le montage du brancard, lorsque la
toile est rétrécie sous l'influence de l'humidité.

Dans le brancard ancien modèle les traverses présentent à leur extrémité libre une échancrure dans laquelle
s'engage, lorsque le brancard est monté un boulon a tête
plate placé sur l'autre hampe.

Chaque hampe a deux pieds en bois, garnis de fer
feuillard, qui sont fixés par des boulons s'abaissant et
se relevant à volonté, et dont les mouvements sont limi-
tés par des arrêts à crochet. Les pieds, situés à l'extrémité têtière du brancard, se prolongent de 12 centimètres
au-dessus des hampes. Les pieds de devant ne dépassant
pas l'équarrissage des hampes.

La toile, longue de 1m81, est clouée aux bords externes
des hampes dans les trois quarts de sa longueur. Le
brancard étant monté, elle se relève à une de ses extrémités, et forme un plan incliné qui est destiné à maintenir élevée la tête du malade.

Dans le brancard nouveau modèle la toile est double
en ce point et forme une poche ouverte en arrière qu'on
peut remplir de paille ou de foin pour faire oreiller; dans
le brancard ancien modèle elle est munie d'un coussinet.

Cette partie de la toile est fixée aux extrémités des
pieds qui surmontent les hampes à l'aide d'œillets en
laiton, qui s'accrochent à des boutons placés à leur face
postérieure.

Les bretelles, de tissu de chanvre, sont terminées d'un côté par une anse, de l'autre par une patte de cuir, percée de trous, qui, engagée dans une boucle métallique que portent les bretelles, forme une seconde anse au moyen de laquelle on raccourcit ou on allonge les bretelles.

Dans le brancard nouveau modèle, la toile et les bretelles sont de couleur brune; leur tissu est rendu imputrescible.

Ce brancard, du poids de 10 kilog., est facile à transporter. Il se monte et se démonte rapidement; roulé sur lui-même il est peu encombrant. Ses dimensions ont été calculées pour qu'il puisse se placer dans les voitures d'ambulance.

MANŒUVRE DU BRANCARD

25. — Pour réunir les brancardiers, l'instructeur lève le bras et commande : *Rassemblement*. A ce commandement, les hommes se forment rapidement sur deux rangs; ceux qui sont en avant prennent le n° 1, ceux qui qui sont en arrière le n° 2.

Ils s'alignent et restent immobiles au commandement de : *Fixe*.

Au commandement de : *Aux Brancards*, les brancardiers n° 1 vont prendre chacun un brancard et retournent à leur place.

Ils tiennent le brancard de la main gauche, l'extrémité têtière en haut, le plein de la toile en avant.

Pour faire prendre les intervalles, l'instructeur se place devant la file qui doit servir de base au mouvement et commande : *A deux pas, prenez vos intervalles...*
Marche. A ce commandement, les hommes soulèvent légèrement le brancard, prennent les intervalles sur la file de base, s'alignent et restent immobiles.

26. — *Montage du brancard*. — Au commandement

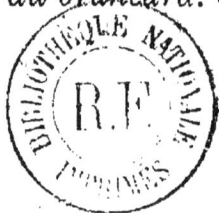

2

de : *Montez les brancards...* *En position*, les brancardiers n° 1 saisissent le brancard avec la main droite à a hauteur de l'épaule; ils le soulèvent de terre avec les deux mains en le maintenant dans une position verticale et font face en arrière par un demi tour.

Les brancardiers n° 2 font trois pas en arrière.

1er Temps. — Au commandement de *Un*, les deux brancardiers font un demi tour à gauche et se fendent en avant du pied droit.

Le brancardier n° 1 présente l'extrémité têtière du brancard au brancardier n° 2 qui le saisit de la main droite.

Ils glissent les hampes sous le bras gauche.

Ils débouclent et déroulent les bretelles en les passant d'une main dans l'autre, puis se redressent, placent sur le cou les bretelles et dégagent les anneaux des poignées des hampes.

2e Temps. — Au commandement de : *Deux*, chaque brancardier prend une hampe de chaque main et déploie le brancard.

Les brancardiers n° 1 portent la jambe droite à 0m40 sur la droite et les brancardiers n° 2 à 0m40 sur la gauche, fléchissent en même temps sur les jambes et appuient l'extrémité des hampes sur les cuisses.

3e Temps. — Au commandement de *Trois*, ils redressent les pieds du brancard et le brancardier n° 2 engage, pour maintenir la têtière, la partie supérieure des pieds de tête dans les angles de la toile garnie de cuir et fixe les boutons dans les œillets.

Ils font ensuite pivoter verticalement et avec ensemble les traverses dont ils fixent l'extrémité libre, en introduisant dans son échancrure le tenon ou le tourniquet en cuivre que porte la hampe opposée.

4e Temps. — Au commandement de : *Quatre*, les brancardiers rapportent le pied qu'ils ont déplacé à côté de l'autre, retournent le brancard de gauche à droite et le posent à terre.

Le brancardier n° 1 se met en face en tête par un demi tour.

Les brancardiers, passent la courroie dans la boucle et la fixent de façon à donner aux bretelles une longueur en rapport avec leur taille.

27. — Si l'équipe ne doit pas marcher, l'instructeur commande : *Repos*.

Si elle doit se mettre en marche, les brancardiers au commandement de : *Enlevez les brancards*, engagent les hampes dans les anses des bretelles et se redressent en enlevant le brancard.

Au commandement de : *Marche*, ils partent : le brancardier de devant du pied gauche, et le brancardier de derrière du pied droit.

MISE EN MARCHE DES ÉQUIPES ET DE LA SECTION

28. — Pour mettre en marche une équipe ou section l'instructeur commande :

1re, 2e, 3e ou 4e équipe ou section : *En avant... Marche. — Oblique à droite (Gauche)... Marche. — Par le flanc droit (Gauche)... Marche.*

29. — La section étant en ligne de pied ferme ou en marche, l'instructeur commande : *Section à droite (Gauche) en colonne... Marche.*

A ce commandement, l'équipe de droite (gauche) se porte droit devant elle; elle est suivie par celle qui est immédiatement à sa gauche (droite) laquelle ne se met en mouvement que lorsque le brancardier du côté têtière l'a dépassée d'une longueur; celle-ci oblique alors à droite (gauche) jusqu'à ce que qu'elle rencontre la colonne où elle prend rang en se redressant; le mouvement est exécuté successivement par chacune des équipes qui obliquent d'autant plus qu'elle est plus éloignée de la première équipe dans la formation en ligne.

30. — La section étant en colonne, pour changer de direction, l'instructeur commande : *Par file à droite (Gauche)... Marche.*

A ce commandement l'équipe de tête change de direction à droite (gauche) en décrivant un arc de cercle. Chaque équipe vient changer de direction à la même place que celle qui la précède, de manière qu'il n'y ait ni temps d'arrêt, ni à-coup dans la marche.

31. — La section étant en colonne, pour la former en ligne, l'instructeur commande : *Section à droite (Gauche) en ligne... Marche.*

A ce commandement, si la section est en marche, l'équipe de tête continue à marcher droit devant elle en ralentissant un peu son allure ; les autres équipes obliquent à droite (gauche) en accélérant le pas et se portent successivement à hauteur de l'équipe de tête.

Si, au contraire, la section est de pied ferme, l'équipe de tête ne bouge pas et les autres équipes obliquant à droite (gauche) se portent successivement à sa hauteur.

32. — *Démontage du brancard.* — Le brancard étant posé à terre et les brancardiers au repos, au commandement de : *Démontez les brancards... En position,* le brancardier n° 1 fait face au brancardier n° 2 par un demi-tour. Ils retirent la courroie de la boucle.

1er Temps. — Au commandement de : *Un,* ils saisissent les hampes et renversent le brancard en le tournant de droite à gauche. Les brancardiers n° 1 portent la jambe droite à 0m40 sur la droite ; les brancardiers n° 2 la jambe gauche à 0m40 sur la gauche, fléchissent en même temps sur les jambes et appuient l'extrémité des hampes sur les cuisses.

2e Temps. — Au commandement de : *Deux,* ils dégagent les traverses. Le brancardier n° 2 défait la têtière et l'étend avec soin sur la toile. Les brancardiers ramènent avec ensemble les traverses le long des hampes ainsi que les pieds des brancards.

3e Temps. — Au commandement de : *Trois*, les brancardiers enroulent chaque hampe dans la toile du brancard en la tournant en dedans et en maintenant avec soin les traverses le long des hampes.

Ils se redressent en portant le pied gauche à côté du pied droit.

4e Temps. — Au commandement de : *Quatre*, chacun des brancardiers engage la poignée de la hampe placée à droite dans l'anse de la bretelle, la couture en dedans, et glisse les hampes sous le bras gauche, en se fendant en avant du pied droit ; puis il roule solidement la bretelle autour du brancard replié, en le tournant de droite à gauche, de manière à l'envelopper dans toute sa longueur. Pour bien immobiliser les pieds de tête, le brancardier n° 2 doit faire à leur niveau deux tours sans recouvrir les boutons d'œillets.

Les brancardiers bouclent ensemble les deux bretelles puis se redressent ; le brancardier n° 1 relève le brancard et le maintient verticalement des deux mains, la droite à hauteur de l'épaule gauche.

Au commandement de : *Reposez les brancards*, les brancardiers n° 1 les déposent à l'endroit désigné et reprennent leur place.

Pour les renvoyer, l'instructeur commande :

Rompez vos rangs... Marche.

33. — Pour le montage et le démontage du brancard l'instructeur doit, avant de passer d'un temps à l'autre, s'assurer que les prescriptions du temps précédent ont été exécutées par tous les brancardiers.

CHARGEMENT DU BRANCARD

34. — Le blessé doit être déposé sur le brancard avec précaution et douceur. Il est important de lui donner une position qui ne soit pas douloureuse et qu'il puisse garder pendant son transport au poste de secours ou à l'ambulance. En principe, le blessé doit être couché sur le dos, la tête un peu soulevée, les membres supérieurs étendus le long du corps, et les membres inférieurs allongés ou légèrement fléchis.

On modifiera cette position suivant le siège de la blessure. Il faut, autant que possible, que le malade n'appuie pas sur sa blessure et que les parties lésées soient maintenues dans le relâchement et l'immobilité.

Lorsque la blessure siègera en arrière du corps et d'un seul côté, le blessé sera incliné du côté opposé.

Si elle s'étend aux deux côtés, il pourra être couché sur le ventre, à moins qu'il n'ait aussi une blessure en avant ou que cette position ne soit difficilement supportée. Il convient, pour la rendre moins pénible, que la poitrine soit soulevée, que la tête soit inclinée de côté et le visage à l'abri de toute pression.

Dans toutes les blessures de la poitrine, les épaules un peu plus élevées. Dans celles du ventre, les cuisses seront fléchies et la partie supérieure du corps sera légèrement soulevée.

Si la plaie siège à la partie latérale ou antérieure du cou, on maintiendra la tête rapprochée de la poitrine; si elle siège à la partie postérieure, la tête sera légèrement inclinée en arrière.

Les membres blessés seront allongés et devront reposer dans toute leur étendue sur le brancard. On assurera leur immobilité en les soutenant de chaque côté. Toutefois l'avant-bras et la main peuvent être portés en avant et appuyés sur la poitrine ou le ventre.

On se servira, pour maintenir la position qui aura été donnée au blessé, de la couverture de campagne, de vêtements, qui seront roulés ou pliés et placés le long des membres où sous le malade; on emploiera le havresac comme oreiller.

Si la tête a besoin d'être immobilisée latéralement, on utilisera la capote, qui roulée en long et pliée par le milieu en forme d'U, sera glissée sous la nuque et formera coussin de chaque côté. Les extrémités dépassant la tête seront réunies et liées par une ficelle, un bout de bande, un mouchoir ou une cravate.

On pourra également se servir de la veste. Après l'avoir retournée, on la repliera dans le sens de la longueur des manches préalablement étendues. Le milieu du vêtement sera placé sous la nuque et les manches après s'être entrecroisées sur le front, seront glissées de côté sous le sac servant d'oreiller.

TRANSPORT DU BRANCARD CHARGÉ

35. — Le brancard peut être porté par deux ou quatre hommes. Le plus ordinairement deux suffisent. Les porteurs doivent être à peu près de même taille; les plus petits se placeront à l'extrémité du brancard correspondant aux pieds du malade.

TRANSPORT PAR DEUX HOMMES

36. — Les deux brancardiers se placent entre les hampes: le brancardier n° 1 se met en avant du blessé, le n° 2 en arrière.

Au commandement de : *Attention*. ils se baissent, engagent les hampes dans les anses des bretelles, et saisissent les poignées des hampes.

Au commandement de : *Enlevez*, ils se relèvent et

soulèvent le brancard. Au commandement de : *Marche*, ils partent, le brancardier de devant du pied gauche, le brancardier de derrière du pied droit; afin de diminuer en rompant le pas, le balancement du brancard.

Ils marchent d'un pas régulier et peu allongé, modérément cadencé, en fléchissant les cuisses et les genoux, le pied rasant le sol.

Au commandement de: *Attention... Halte*, ils s'arrêtent. Au commandement de : *Posez*, ils déposent avec ensemble et lentement le brancard à terre et se relèvent en dégageant les bretelles.

Le brancardier qui est en avant prévient celui qui est en arrière des obstacles de la route, des accidents de terrain, indique les changements de direction et règle la marche.

Les deux autres brancardiers qui accompagnent le blessé, se tiennent de chaque côté de lui ou en arrière si la largeur de la route ne leur permet pas de se tenir sur les côtés du brancard et le maintiennent s'il est agité ou s'il menace de tomber. Ils portent ses armes, son fourniment et remplacent les porteurs, lorsque ceux-ci sont fatigués.

TRANSPORT PAR QUATRE HOMMES

37. — Les brancardiers se placent à chaque extrémité du brancard et en dehors des hampes; ils se font face. Le chef brancardier est en seconde ligne. Au commandement de : *Attention*, ils saisissent des deux mains en se baissant les poignées du brancard et placent dessous la main qui correspond à l'épaule devant servir de point d'appui.

Au commandement de : *Enlevez*, ils se relèvent et soulèvent le brancard à la hauteur des épaules. Faisant un quart de tour, ils mettent la hampe sur l'épaule qui lui correspond et l'assujettissent en l'embrassant avec la main du même côté.

Au commandement de : *Marche*, les porteurs partent les deux premiers du pied gauche, les deux derniers du pied droit.

Au commandement de : *Attention... Halte*, ils s'arrêtent.

Au commandement de : *Posez*, ils prennent les hampes des deux mains, soulèvent légèrement le brancard, afin de dégager l'épaule. En même temps ils exécutent un quart de tour et font face au brancard qu'ils abaissent ensuite, avec ensemble, et en lui conservant son horizontalité.

MARCHE AVEC LE BRANCARD

38. — En marche, les porteurs doivent s'efforcer de maintenir constamment le brancard dans un plan horizontal, les uns en fléchissant, les autres en allongeant les avant-bras, selon l'inclinaison du sol.

Quand on gravit un terrain fortement incliné, cette précaution est insuffisante. Pour remédier à l'inclinaison du brancard, il faut porter le blessé la tête en avant, celle-ci devant être plus élevée que les autres parties du corps. Si, au contraire, on descend une côte un peu raide, il convient de faire passer les pieds les premiers. Toutefois, il y a une exception à cette règle ; c'est lorsque le blessé est atteint de fracture d'un des membres inférieurs.

Il est nécessaire alors, pour que le corps ne pèse pas en glissant, sur le fragment supérieur de la fracture, que dans les montées ou les descentes les pieds soient plus élevés que la tête.

39. — *Marche dans un escalier*. On procède de la même façon pour monter un escalier avec un brancard.

Mais, si la largeur de l'escalier le permet, il y a avantage à employer trois ou quatre porteurs. Dans ce dernier cas on manœuvre comme il suit : à l'arrivée au pied de l'escalier, pour mettre le blessé la tête en avant, le chef brancardier commande : *Attention, demi tour... Halte.*

Au commandement de : *Dégagez* les deux porteurs placés près des pieds font face à l'escalier en changeant le brancard d'épaule. Les deux porteurs placés près de la tête du blessé saisissent la hampe des deux mains, la dégagent de l'épaule et font face au brancard

Si l'escalier est trop étroit, les brancardiers de droite se mettent entre les hampes. Au commandement de : *Marche*, les quatre brancardiers montent l'escalier.

Les deux premiers abaissent les hampes de façon que le brancard soit toujours à peu près horizontal, la tête étant plutôt élevée que les pieds.

Au moment d'atteindre les dernières marches, ils s'arrêtent de nouveau au commandement de : *Posez.* S'il n'y a pas d'autres étages à monter, ils transportent directement le blessé dans la salle où il doit être placé.

S'il y a plusieurs étages à monter, le brancard est porté à la main sur la longueur du palier puis rechargé sur les épaules par les porteurs de derrière quand les porteurs de devant ont monté quelques marches. Le reste de la manœuvre continue comme précédemment.

On descend un escalier par la même manœuvre, mais les brancardiers placés près des pieds faisant face à l'escalier n'ont pas à changer le brancard d'épaule au commandement de : *Dégagez.*

41. — *Marche en terrain coupé.* Si l'on rencontre des obstacles, une haie, un mur, un fossé qu'on ne puisse pas tourner sans perdre un temps considérable et qui ne soit pas trop difficile à franchir, on essaie de passer. Les porteurs doivent être au moins quatre. La manœuvre varie suivant le genre d'obstacle qu'on a devant soi.

Est-ce une haie, un mur ; prés de l'obstacle, les brancardiers déposent à terre le brancard, au commandement de : *Attention*... *Halte*... *Posez*. Le chef brancardier franchit la clôture ; les trois autres brancardiers placés l'un en arrière entre les hampes, les deux autres en avant et sur les côtés du brancard le soulèvent un peu plus haut que l'obstacle au commandement de : *Attention*... *Enlevez*. Faisant quelques pas en avant, ils passent les poignées antérieures au brancardier qui est de l'autre côté du mur ou de la haie, au commandement de : *Envoyez*. Immédiatement, les brancardiers qui ont abandonné les hampes se portent au-delà de la clôture, et lorsque les deux brancardiers qui soutiennent le brancard ont fait un mouvement en avant, ils saisissent les poignées postérieures qui, au commandement de : *Envoyez*, leur sont remises par le brancardier resté derrière l'obstacle. Le brancard, mis à terre, est repris par deux brancardiers qui continuent leur marche.

41. — La manœuvre pour passer un fossé trop large pour être enjambé par les brancardiers est à peu près la même.

Le chef brancardier franchit le fossé, sur le bord duquel a été déposé le brancard, deux autres descendent dedans. Si le fossé est profond et plein d'eau, ces derniers se placent à cheval et au-dessus, en appuyant un pied sur chaque bord. Ils se font face, en laissant entre eux un intervalle égal à la largeur du brancard. Dans l'une ou l'autre de ces positions, ces deux brancardiers, aidés de celui qui en est deçà du fossé, saisissent d'abord les poignées antérieures qu'ils transmettent au brancardier qui a déjà franchi l'obstacle ; prenant ensuite les poignées postérieures des mains du brancardier qui est en arrière, ils font passer le brancard de l'autre côté du fossé et le déposent à terre. Le quatrième brancardier, devenu libre, passe à son tour le fossé.

L'obstacle franchi, le brancard est transporté par deux brancardiers en suivant les règles ordinaires.

Les autres obstacles sont franchis en exécutant une manœuvre analogue.

DÉCHARGEMENT DU BRANCARD

42. — Pour enlever un blessé de dessus un brancard on procède avec la même douceur et les mêmes précautions que pour l'y placer.

Autant que possible, un blessé ne doit être déplacé de son brancard que pour être couché dans un lit ou sur une litière et jamais pour être mis sur un autre brancard.

Un seul brancardier, s'il est vigoureux, peut enlever le blessé du brancard, mais avec deux brancardiers, la manœuvre est plus facile, et il y a moins à craindre d'imprimer au malade des mouvements douloureux.

Le brancard étant déposé au pied du lit, deux brancardiers soulèvent le blessé, après l'avoir saisi par les côtés, et marchant latéralement, le transportent, la tête en avant, sur le lit qu'ils abordent par l'extrémité inférieure en se plaçant de chaque côté.

43. — Le brancard étant disposé parallèlement au lit, la tête du malade dirigée vers son extrémité supérieure, les deux porteurs se placent du côté du brancard opposé au lit, glissent les mains sous le malade et le soulèvent.

Alors le brancard est enlevé rapidement par un aide, et les brancardiers, avançant de quelques pas, déposent le blessé sur le lit.

Si le blessé est enlevé par un seul brancardier, il est utile que le malade s'aide en embrassant le cou du brancardier avec un ou deux bras.

BRANCARDS IMPROVISÉS

44. — Les brancards peuvent manquer. Les brancardiers

doivent y suppléer en utilisant les objets trouvés sous la main : civières, échelles, portes, planches, etc.

On improvise des brancards avec des sacs, des paillasses vides, dont on découd les angles et dans lesquels on introduit des perches qui remplacent les hampes.

On emploie, pour le même usage, des couvertures, des paillassons qu'on fixe par les angles à des perches ou à des branches d'arbres.

On obtient également un brancard avec deux bâtons entre lesquels on installe des cordes ou des courroies allant de l'un à l'autre.

45. — Les brancards improvisés sont toujours très imparfaits. On veillera à ce qu'ils soient d'une grande solidité. Ils doivent être couverts de paille, de foin, puis d'une couverture ou d'un manteau afin d'en rendre le contact moins dur.

TRANSPORT A BRAS D'HOMME

46. — Il est des circonstances dans lesquelles les blessés doivent être transportés à bras à une assez grande distance, soit faute de brancards, soit par suite des obstacles et de la disposition du terrain.

Il y a différentes manières de transporter les blessés à bras d'homme, et déjà plusieurs ont été indiquées, au chapitre qui traite du relèvement des blessés. Elles varient suivant le siège et la gravité de la blessure, le nombre des porteurs dont on dispose à parcourir.

TRANSPORT PAR UN SEUL BRANCARDIER

47. — Le mode de transport, journellement employé, exige un homme vigoureux et ne permet pas de franchir un long espace.

Le blessé peut être transporté dans les bras ou sur le dos.

48. — 1º *Transport dans les bras*. Le brancardier, placé à la hauteur du blessé, met un genou à terre et passe un bras sous les reins et l'autre sous les fesses. — Le blessé, de son côté, embrasse le cou du brancardier qui se relève en dégageant d'abord le pied le moins engagé. Le procédé nécessite un porteur très vigoureux.

On peut s'aider d'une longue écharpe, d'une couverture pliée en long, dont le plein embrasse les fesses et les reins du blessé. Les extrémités, passant en avant et en arrière de la poitrine du brancardier, sont nouées sur une de ses épaules.

49. — 2º *Transport à dos*. Le brancardier se place un genou à terre devant le blessé de manière à lui présenter le dos. Le blessé lui embrasse le cou. — Le brancardier, saisissant ensuite le jarrets du blessé, le hisse sur son dos et se relève. Il prend, si c'est utile, un point d'appui en avant, ou s'aide d'un bâton, d'un fusil pour se relever.

Le transport à dos est préférable au précédent; mais il faut que le malade s'aide et ait assez de force pour se cramponner au cou du porteur.

TRANSPORT PAR DEUX BRANCARDIERS

50. — Le blessé peut être porté dans la position assise ou couchée.

a. Position assise. Deux modes de transport :

1º *Transport à deux mains*. Les brancardiers mettent un genou à terre à côté du blessé, qui est accroupi. Ils unissent premièrement les mains qui sont dirigées vers les pieds du blessé en les passant sous les fesses de ce dernier. Ils joignent ensuite les deux autres mains qu'ils placent derrière son dos. Le blessé enlace le cou de chaque brancardier avec les deux bras où avec un seul, s'il n'en a qu'un de libre.

Au commandement de : *Attention... Debout*, les brancardiers se lèvent. Au commandement de : *Marche*, ils partent, celui de droite du pied droit, celui de gauche du pied gauche, en marchant latéralement.

51. — 2° *Transport à quatre mains.* Si le blessé à assez de force pour s'aider de ses bras, on lui constitue un siège plus large et plus commode en s'y prenant comme suit :

Les brancardiers, placés des deux côtés du blessé, un genou à terre, entrelacent leurs mains ; chacun d'eux saisit son poignet droit de la main gauche, puis de la main droite, il prend le poignet gauche de l'autre brancardier.

Les mains ainsi enlacées sont glissées sous le siège du blessé. Celui-ci embrasse le cou de chaque brancardier. Au commandement de : *Attention... Debout,* les brancardiers se relèvent.

Ce mode de transport, plus commode pour le malade, est très fatigant pour les porteurs.

On peut remplacer avantageusement les mains par une sellette, que l'on forme avec un anneau de corde ou de paille tressée, une pièce d'étoffe rectangulaire dont les extrémités sont cousues autour de deux cylindres de bois. On peut également faire asseoir le blessé sur un fourreau de sabre, un fusil, une branche d'arbre. Les brancardiers, ayant deux mains libres, s'en servent pour soutenir le dos du blessé.

52. — *b. Position couchée.* Deux modes de transport :

1° *Le blessé est saisi par les extrémités.* Les brancardiers vont se placer : le chef brancardier à la tête du blessé ; le second, entre les jambes.

Ayant mis un genou à terre, le premier soulève la tête du blessé qu'il applique contre sa poitrine, passe les bras d'arrière en avant sous les aisselles, et croise les mains sur le devant de la poitrine du blessé. Le second, penché en avant et tournant le dos au précédent, saisit les jambes du patient sous les jarrets.

Au commandement de : *Attention... Debout*, ils se lèvent. Au commandement de : *marche*, ils partent tous deux du pied gauche.

2° *Le blessé est saisi de côté.* Les brancardiers se placent l'un à droite, l'autre à gauche du blessé, et, mettant un genou à terre, ils glissent les mains au-dessous du blessé comme il a été dit plus haut.

La manière de transporter un blessé avec trois ou quatre brancardiers a également été indiquée.

TRANSPORT A DOS DE MULET

53. — Le transport de blessés à de grandes distances s'effectue à l'aide de cacolets, de litières et de voitures qui suivent les ambulances.

1° TRANSPORT AVEC LES CACOLETS

54. — Les cacolets sont des fauteuils destinés à être accrochés de chaque côté du bât d'un mulet. Ils sont formés de montants de fer, articulés et à charnières, réunis en arrière par un dossier mobile auquel est fixé une ceinture, Il présente en dehors un accotoir qui sert d'appui au bras du malade. Deux courroies, partant du siège, soutiennent une planchette susceptible d'être levée ou abaissée sur laquelle doivent reposer les pieds.

Toutes ces parties se replient les unes sur les autres lorsqu'on ne se sert pas des cacolets.

55. — *Chargement du cacolet.* Les malades sont assis parallèlement au mulet et regardent dans la même direction que lui.

Pour charger les cacolets, le conducteur tient son mulet par les rênes et appuie, pour faire contrepoids sur le cacolet de gauche afin de l'empêcher de tourner.

Le malade, aidé par un brancardier, monte à droite, il met le pied gauche sur le marchepied, saisit le bât de la main droite, l'accotoir de la main gauche, et monte en se tournant pour s'asseoir,

Le blessé qui monte à gauche s'y prend de la même manière, mais met d'abord le pied droit sur le marchet pied et place les mains en sens inverse.

Lorsque le malade n'est pas assez fort pour monter seul, deux brancardiers le prennent sur leurs bras et le déposent sur le siège. Il est maintenu avec la ceinture de cuir qui est attachée au dossier.

S'il n'y a qu'un malade à transporter, le conducteur monte sur le second cacolet.

Les deux cacolets doivent se faire équilibre. Si les malades présentent une inégalité de poids, on rétablit l'équilibre en ajoutant du côté le moins lourd, un sac, des vêtements, ou tout autre objet qu'on suspend au cacolet.

56. — Les malades doivent descendre ensemble, ils sont aidés, s'il y a nécessité ; dans le cas où ils ne peuvent descendre que l'un après l'autre, le conducteur appuie sur le cacolet devenu vide.

2° TRANSPORT EN LITIÈRES

57. — Les litières sont des couchettes en fer que l'on suspend par paire au bât d'un mulet, La partie qui correspond à la tête est légèrement relevée, elle est surmontée d'un châssis mobile, recouvert d'un rideau qui sert à protéger le blessé contre le soleil ou la pluie. On les distingue en litière de droite et litière de gauche. Les litières vides se replient et s'appliquent contre le bât.

Les litières sont affectées aux hommes atteints de fractures des membres inférieurs ou de blessures graves, et qui ne peuvent pas être transportés assis.

58. — *Chargement des litières*. Les litières étant

posées à terre, parallèlement à 3 mètres l'une de l'autre et recouvertes d'une couverture de campement, les brancardiers prennent le malade par les côtés et le déposent sur la litière, d'après les régles établies pour le chargement les brancards.

Le mulet est ensuite amené par le conducteur et placé entre les litières, la croupe tournée du côté opposé au châssis de tête. Le conducteur le maintient pour l'empêcher d'avancer ou de reculer, pendant le chargement des litières.

La litière de gauche est d'abord chargée sur le mulet au commandement de : *Attention*, quatre brancardiers la saisissent par les angles du châssis. — Au commandement de : *Enlevez*, ils l'élèvent horizontalement et l'appuient au bât.

Au commandement de : *Accrochez*, les deux hommes les plus rapprochés du mulet saisissent en même temps, l'un de la main droite, l'autre de la main gauche, les chaînes des montants qu'ils engagent par l'un des derniers chaînons dans les crochets du bât. Ils ont soin de s'entendre pour que l'accrochement se fasse à des chaînons de même hauteur.

Au commandement de : *Soutenez*, une cinquième personne soutient la litière en appuyant l'épaule droite sous la dernière traverse en bas pour empêcher le bât de tourner.

Au commandement de : *Lâchez les angles*, les quatre brancardiers se portent alors rapidement à la litière de droite, en passant, deux devant le mulet et deux derrière, et la chargent comme celle de gauche.

Il faut que les litières soient bien équilibrées et horizontales.

Les malades couchés sur les litières ont la tête dirigée du côté de l'avant-main. Avec le mode de chargement opposé, les mulets sont plus solides, fatiguent moins, mais les malades éprouvent des réactions plus dures.

DÉCHARGEMENT DES LITIÈRES

59. — Le conducteur détache un certain nombre de courroies, roule le rideau, abaisse le châssis de tête et tient son mulet par les rênes.

Un brancardier soutient la litière de droite avec l'épaule pour empêcher le bat de tourner. Quatre autres, au commandement de : *Attention,* saisissent la litière de gauche aux quatre angles. Au commandement de : *Enlevez,* ils la soulèvent avec précaution.

Au commandement de : *Décrochez,* les deux hommes les plus rapprochés du mulet décrochent les chaînes, et, au commandement de : *Posez,* la litière est déposée à terre sans secousse.

Les quatre brancardiers se portent ensuite à la litière de droite et la déchargent de la même manière.

Le transport avec les cacolets et les litières est avantageux dans les terrains accidentés où les voitures ne peuvent pas arriver.

TRANSPORT AVEC LES VOITURES D'AMBULANCE

60. — Les voitures d'ambulance pour le transport des blessés sont de deux sortes : la voiture à quatre roues, dite omnibus, et la voiture à deux roues ou voiture légère.

DISPOSITION INTÉRIEURE DES VOITURES

61. — *Voiture à quatre roues*. La voiture omnibus est disposée de façon à transporter dix malades assis ou quatre couchés. Les malades couchés sont étendus sur des brancards suspendus et forment deux plans super-

posés. Les malades assis se placent sur deux banquettes, à charnières mobiles fixées aux parois latérales de la voiture.

Lorsqu'on doit transporter des malades couchés elles sont relevées et maintenues par des verrous contre les parois. Par suite de cette disposition, les malades peuvent etre cinq assis d'un côté de la voiture et deux couchés de l'autre.

Dans l'axe longitudinal et médian de la voiture, deux montants en fer placés l'un en avant l'autre en arrière supportent chacun à droite et à gauche, deux crampons qui correspondent à deux crampons semblables fixés à la même hauteur aux parois latérales de la voiture. Ces crampons munis de courroies, sont destinés à recevoir les hampes des brancards. Les montants fixés au plafond par une articulation n'ont qu'un point d'appui sur le plancher où on les maintient par des tenons d'arrêt; ils se relèvent et s'attachent au plafond, quand on ne s'en sert pas.

Deux rails sur lesquels glisse un double chariot; maintenu par une chaînette, sont fixés au plancher de la voiture.

62. — *Voiture à deux roues.* La voiture légère d'ambulance ne contient que deux brancards, qui sont placés sur le même plan et suspendus comme dans la voiture omnibus. Elle n'a pas de banquettes pour recevoir des malades assis. Le mode de suspension des brancards est le même que pour la voiture à quatre roues.

CHARGEMENT DE LA VOITURE A QUATRE ROUES

63. — *Soins préliminaires.* La voiture placée le plus avantageusement possible pour permettre le chargement par l'arrière, le conducteur relève les rideaux qui sont en avant et sur les côtés de la voiture, et les maintient avec

les courroies. Il abaisse le marchepied et les deux montants en fer, qu'il fixe en abattant les ressorts des tenons d'arrêt. Il s'assure que les crampons qui doivent supporter les brancards sont solides et bien assujettis.

Le chef brancardier place le chariot roulant de droite à l'extrémité postérieure du rail, et examine si la chaînette est libre.

TRANSPORT DES MALADES COUCHÉS

64. 1er *Temps*. Le brancard, a été déposé à quelques pas en arrière de la voiture, la tête du malade en avant.

Au commandement de : *Attention*, il est saisi par quatre brancardiers qui, au commandement de : *Enlevez*, le soulèvent à la hauteur de la voiture ; les deux brancardiers de devant placent les pieds du brancard dans le chariot roulant et se portent ensuite sur le siège de la voiture.

2e *Temps*. Les deux brancardiers qui sont en arrière, au commandement de : *Poussez*, dirigent doucement le brancard jusqu'à l'extrémité antérieure du rail.

3e *Temps*. Les deux autres qui sont sur le siège de la voiture, prennent chacun la poignée de la hampe qui lui correspond.

En même temps, les brancardiers restés en arrière de la voiture, montent sur le marchepied, saisissent les hampes du brancard, et, au commandement de : *Enlevez*, tous quatre soulèvent le brancard avec ensemble jusqu'aux crampons supports les plus élevés.

Au commandement de : *Placez*, les poignées des hampes sont mises dans les quatre crampons.

4e *Temps*. Les brancardiers s'assurent que le brancard est bien suspendu, et, au commandement de : *Bouclez*, ils l'assujettissent dans les supports en bouclant les courroies.

Au commandement de : *Rompez,* ils descendent de la voiture.

Le chef brancardier, qui doit être à une des extrémités postérieures du brancard et rester toujours en arrière de la voiture, commande les mouvements.

La même manœuvre est successivement répétée pour le chargement des autres malades.

Le deuxième est couché au-dessous du premier ; le troisième et le quatrième sont placés du côté opposé et dans le même ordre.

TRANSPORT DES MALADES COUCHÉS
ET DES MALADES ASSIS

65. — Lorsque l'un des côtés de la voiture doit être occupé par des malades assis, la banquette est abaissée et les blessés, aidés par un brancardier y prennent place. Les plus malades montent les premiers. On réduit leur nombre à quatre, s'ils sont gravement atteints.

TRANSPORT DES MALADES ASSIS

66. — Si l'on n'a à transporter que des malades assis, les deux banquettes sont abaissées et les deux montants de fer qui supportent les crampons sont relevés et fixés au plafond par des courroies. Le chargement des malades se fait comme il vient d'être dit.

Le chargement de la voiture étant complété, le marchepied est relevé et l'arrière de la voiture est fermé.

Les rideaux de la voiture sont déroulés, et, selon la température et les prescriptions des médecins, ils sont hermétiquement fermés ou entr'ouverts. Les bretelles des brancards sont placées dans le coffre du siège du conducteur.

CHARGEMENT DES ARMES ET DES EFFETS

67. — Après le chargement des blessés, on place avec ordre, sur l'impériale de la voiture, les armes, les effets de chaque malade et les brancards de la voiture qui sont disponibles. Ils sont cordés et attachés par des sangles à la galerie de la voiture. On doit s'assurer préalablement que les armes sont déchargées.

Une échelle ployante, placée sous le marchepied et maintenue par deux tenons en fer forgé et une courroie, sert au chargement de ces objets.

68. — Avant de se mettre en route, on examine si la lanterne, placée au-dessus de la capote de la voiture, est pourvue d'une quantité d'huile et de mèches suffisantes pour un trajet de nuit.

DÉCHARGEMENT DE LA VOITURE
A QUATRE ROUES

69. — *Soins préliminaires.* Le conducteur place la voiture de façon à en faciliter le déchargement. Il relève et replie les rideaux ; il abaisse le marchepied.

Le chef brancardier constate que le chariot est placé au fond de la voiture et que la chainette est libre.

DÉCHARGEMENT DES MALADES COUCHÉS

70. — 1er *Temps.* Les préliminaires terminés, deux brancardiers se placent sur le siège de la voiture, tandis que deux autres se portent en arrière.

Au commandement de : *Débouclez*, les quatre brancardiers déroulent les courroies qui fixent dans les crampons le brancard du plan inferieur.

2e *Temps.* Au commandement de : *Enlevez*, ils dégagent les hampes des crampons et déposent le brancard doucement sur le plancher de la voiture, en mettant les deux pieds de devant dans le chariot.

3e *Temps*. Les brancardiers qui sont derrière la voiture, au commandement de : *Tirez*, amènent le brancard jusqu'à l'extrémité postérieure du rail. En même temps, les deux autres se portent en arrière et chacun saisit la poignée de la hampe qui lui correspond.

4e *Temps*. Les quatre brancardiers, au commandement de : *Soulevez*, enlèvent avec ensemble le brancard. Au commandement de : *Marche*, ils s'éloignent de la voiture, et, après avoir fait, quelques pas, déposent sans secousse le brancard à terre, au commandement de : *Halte, posez*.

Le malade est ensuite transporté par deux brancardiers sur le point qui leur est désigné.

71. — La même manœuvre est répétée pour le déchargement du malade qui occupe le plan supérieur du même côté, et successivement pour les autres.

DÉCHARGEMENT DES MALADES ASSIS.

72. — Les blessés assis descendent un à un. Ils sont aidés par un brancardier qui est sur le marchepied, puis accompagnés jusqu'à leur destination par un ou plusieurs brancardiers.

73. — Lorsqu'il y a des malades couchés et des malades assis dans la même voiture, on commence par enlever ceux qui sont couchés, à moins que les malades assis soient assez valides pour sortir facilement de la voiture.

DÉCHARGEMENT DES ARMES ET DES EFFETS

74. — Le déchargement des malades opéré, on débarrasse l'impériale des armes, sacs et autres effets, qui sont remis aux brancardiers qui doivent accompagner les malades.

Le conducteur de la voiture veille à ce que les brancards appartenant à la voiture y soient replacés.

CHARGEMENT DE LA VOITURE A DEUX ROUES

75. — Le chargement des malades dans la voiture légère d'ambulance s'exécute comme celui des malades couchés dans les voitures à quatre roues.

Les bretelles des brancards sont placées dans le coffre de la voiture.

VOITURES IMPROVISÉES POUR LE TRANSPORT
DES BLESSÉS

76. — A la suite des grandes batailles, le nombre des voitures d'ambulance est souvent insuffisant. Il faut recourir, pour le transport des blessés, aux voitures régimentaires, aux fourgons destinés aux approvisionnements de l'armée, aux voitures de toutes sortes : calèches, breaks, tapissières, charrettes, etc., qu'on se procure par réquisition.

On les dispose le mieux que l'on peut pour que les blessés y soient commodément et n'aient pas trop à souffrir des cahots et des accidents de la route.

Les voitures sur ressorts sont les meilleures et doivent être réservées aux grands blessés.

VOITURES POUR LES MALADES ASSIS

77. — Les blessés capables de voyager assis sont mis dans des voitures pourvues de sièges.

On en organise, au besoin, avec des bancs, des planches, qui sont placés transversalement ou le long des parois latérales du véhicule, et que l'on fixe ou que l'on suspend, à l'aide de cordes, de courroies ou par d'autres moyens ; on se sert aussi de bottes de paille.

VOITURES POUR LES MALADES COUCHÉS

78. — Les voitures affectées aux blessés qui ne peuvent être transportés que couchés sont garnies de matelas, de paillasses ou seulement de paille ou de foin, sur lesquels on étend une couverture, un manteau ou une capote. On égalise préalablement, s'il y a lieu, le fond de la voiture avec des planches.

SUSPENSION DES MALADES DANS LES VOITURES

79. — Le transport dans les voitures non suspendues, est pénible et fatigant pour des malades. On doit essayer d'y remédier, autant que possible et suppléer au manque d'élasticité de la voiture en disposant intérieurement une sorte de lit suspendu. Les voitures dont les parois latérales sont à claire-voie ou à ridelles se prêtent particulièrement à ce mode d'installation.

Il y a plusieurs manières de s'y prendre :

80. — 1° En faisant passer une corde d'un côté à l'autre de la voiture et en entrecroisant les anses, on établit au-dessus du fond de la voiture un filet sur lequel on place une ou plusieurs planches, qui sont recouvertes d'un matelas, ou, à son défaut, de foin ou de paille.

81. — 2° La corde, étant fixée au bord supérieur d'une des ridelles de la voiture, est passée sous le bord inférieur de la ridelle opposée pour être ramenée au bord supérieur de la première, à peu de distance de son point de départ. En continuant, on forme ainsi un treillage dans toute la longueur de la charrette.

On fait de même avec une autre corde qui partant du bord supérieur de la deuxième ridelle, embrasse le bord inférieur de la première.

De cet entre-croisement résulte un double treillage

qui forme, au milieu de la voiture, un hamac qu'on consolide en fixant, avec une troisième corde, tous les points d'entre-croisement. On place sur ce lit improvisé quelques planches qui en constituent le fonds, et qu'on recouvre de paille, à défaut de matelas.

82. — 3° On suspend dans la voiture, avec des cordes, des barres transversales, au nombre de trois ou quatre, sur lesquelles sont placées longitudinalement des planches qui forment un fond mobile que l'on garnit de foin ou de paille.

83. — 4° On peut suspendre aussi de la même façon un brancard, une civière, dans une charrette ou un autre genre de voiture.

Une disposition plus simple consiste à tendre sur le dessus du chariot une couverture, un double drap, un double rideau, etc., qu'on recouvre ensuite d'un matelas, d'une paillasse, ou à défaut d'un lit de foin ou de paille.

On augmente l'élasticité de la suspension par l'emploi de crochets à ressorts qui, fixés aux parois de la voiture, supportent la litière du blessé.

84. — S'il est avantageux que le lit ou le brancard, sur lequel doit reposer le blessé, ait une certaine mobilité qui amortisse les secousses produites par les cahots de la voiture, il est nécessaire cependant que cette mobilité soit limitée, surtout latéralement, afin que le blessé ne vienne pas heurter les parois de la voiture.

85. — Les blessés doivent être couchés sur les voitures avec les précautions qui ont été indiquées. Les parties lésées seront soutenues et maintenues dans leur immobilité. La tête sera suffisamment élevée.

86. — Les voitures ouvertes seront recouvertes, pour préserver les blessés du soleil, de la poussière ou de la pluie, de bâches ou de toiles soulevées par des cerceaux ou des branchages fréquemment renouvelés.

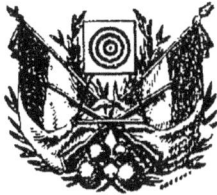

SERVICE

DES

INFIRMIERS MILITAIRES

CHAPITRE II

EMPLACEMENT DU POSTE DE SECOURS

1. — Dès que la troupe prend la formation de combat, le médecin-chef réunit le personnel et le matériel sanitaire de tout le régiment et installe le poste de secours. On peut en former un seul par régiment ou un par bataillon.

On l'établit à portée de la ligne des combattants, à l'abri du feu de la mousqueterie, et autant que possible dans des endroits abrités (granges, hangars) où les blessés peuvent être garantis des variations atmosphériques.

Habituellement il est placé au début du combat à hauteur ou en arrière des réserves des bataillons dont il suit les mouvements.

Les voitures médicales régimentaires, les voitures pour le transport des blessés, les litières et les cacolets sont arrêtés en arrière du poste de secours et autant que possible sans sortir des chemins.

2. — L'emplacement des postes de secours est porté à la connaissance des bataillons par les brancardiers ; il est

désigné de jour par le pavillon de Genève et le drapeau national hissé sur un arbre ou sur une habitation, à moins que des considérations d'ordre militaire ne s'y opposent ; la nuit on y ajoute deux lanternes marines, l'une à feu rouge, l'autre à feu blanc.

INSTALLATION DU POSTE DE SECOURS

3. — Les infirmiers régimentaires installent les postes de secours. Ils aménagent le sol, y déposent de la paille et font provision d'eau.

Sous les ordres des médecins ils déchargent, des voitures médicales régimentaires, les ceintures et les paniers de réserve ; ils disposent sous leur surveillance les instruments les pièces à pansements, les appareils et les médicaments sur une table improvisée au besoin avec une porte ou deux planches placées sur des tréteaux, sur des fagots ou des bottes de paille.

Une autre table est également improvisée pour l'examen des malades.

Ils font de la tisane avec de la glycine et préparent des boissons réconfortantes avec le vin cordial.

FONCTIONNEMENT DU POSTE DE SECOURS

4. — Tous les blessés, qu'elle que soit leur nationalité, sont recueillis, visités et pansés au poste de secours. Les hommes atteints de blessures légères qui leur permettent encore de combattre sont renvoyés après pansement ; ils rentrent immédiatement dans les rangs. Les blessés, apportés ou amenés en plus ou moins grand nombre au poste de secours, sont déposés par les brancardiers sur la couche de paille préparée à un endroit distinct de l'emplacement réservé aux blessés examinés et pansés.

Successivement, chacun de ces blessés est amené au

médecin et placé s'il y a lieu, sur la table improvisée. Aucun blessé ne doit être pansé par un infirmier avant d'avoir été examiné par le médecin.

5. — Pour arriver le plus vite possible à panser et à évacuer les blessés, il faut que chaque infirmier ait son rôle nettement défini.

Dans un poste de secours de bataillon par exemple, qui compte trois infirmiers et un caporal, un infirmier présente au médecin les pièces à pansement et les appareils nécessaires ; un autre distribue les tisanes, les réconfortants et les médicaments prescrits. Le troisième surveille les blessés, indique aux brancardiers le point du poste ou doivent être déposés les arrivants ; il vérifie si les fusils ont été déchargés et remet aux brancardiers retournant sur la ligne les munitions qui ont pu être laissées par erreur aux blessés. Ces deux derniers infirmiers sont également employés au transport du blessé d'un point à l'autre du poste de secours.

Le caporal d'infirmerie inscrit chaque blessé sur le carnet médical ; il écrit également sur la fiche de diagnostic les renseignements dictés par le médecin ; il fixe solidement cette fiche au bouton du vêtement. A mesure que les blessés sont pansés, il les fait transporter et coucher à l'endroit du poste de secours réservé à leur destination ultérieure, les uns étant désignés pour être transportés à l'ambulance, les autres pour être maintenus au poste de secours, soit parce que leurs blessures sont assez légères pour être soignées au bataillon, soit parce qu'ils sont sur le point de mourir.

Les agonisants doivent être dérobés autant que possible à la vue des autres blessés pour leur éviter une impression pénible.

6. — Lorsque le combat est terminé et que tous les blessés ont été évacués, les médicaments et les objets de

pansement sont remis avec ordre dans les cantines et les
paniers de réserve, qui sont chargés sur les voitures
médicales.

Les infirmiers réunis aux brancardiers régimentaires
sont alors employés à parcourir le terrain du combat
pour rechercher les blessés, qui n'auraient pas été relevés. En cas d'urgence, les infirmiers régimentaires peuvent momentanément être appelés à concourir au service
des ambulances ou des hôpitaux de campagne.

SERVICE DES AMBULANCES, HOPITAUX DE CAMPAGNE
Hôpitaux et Trains d'évacuation

CONSIDÉRATIONS GÉNÉRALES

7. — Le service des infirmiers dans les ambulances ne
peut être réglé d'avance d'une manière absolue ; il varie
suivant les circonstances, si les infirmiers ne peuvent pas
suivre exactement le même mode de faire que dans les
hôpitaux de l'intérieur en temps de paix, ils s'en rap-
prochent le plus possible.

En campagne, il y a beaucoup d'imprévu et souvent le
service est pénible et difficile.

A la suite de grandes batailles, les blessés encombrant
les ambulances sont quelquefois tellement nombreux,
que le personnel est insuffisant pour répondre à tous les
besoins. C'est alors que les infirmiers doivent redoubler
d'efforts et de dévouement et conserver le calme et le
sang-froid, sans lesquels l'activité se change le plus souvent en agitation stérile. Ils agiront avec promptitude,
mais avec ordre et méthode, seuls moyens, en pareille
occasion, d'éviter la confusion et le désordre.

En soignant les blessés, ou en les transportant, ils veilleront à ne pas augmenter leurs souffrances, s'ils doivent soulever un malade pour lui donner certains soins, pour le changer de position, ils procèderont avec douceur, s'abstiendront de porter les mains au niveau des blessures, et prendront des précautions afin de ne pas lui imprimer de mouvements douloureux.

Ils n'oublieront pas que la propreté des malades et des locaux est une condition essentielle de la guérison ; ils veilleront en conséquence à débarrasser les malades de toute souillure et à éloigner des locaux toute cause d'infection.

Les infirmiers participent, au bénéfice de la neutralité et portent le brassard de la Convention de Genève.

BUT DES AMBULANCES

8. — Pendant les périodes de marche, pendant les séjours et pendant le combat les ambulances reçoivent les malades, les éclopés et les blessés, leur donnent les premiers soins et assurent leur prompte évacuation afin d'être toujours prêtes à marcher avec l'armée. Chaque ambulance peut être divisée en deux sections.

LEUR EMPLACEMENT AU MOMENT DU COMBAT

9. — Lorsque le combat devient imminent, le médecin-chef de la division fixe l'emplacement de l'ambulance.

Établie à proximité des réserves de la division et autant que possible, à égale distance des postes de secours extrêmes du front de la division, l'ambulance est placée à l'abri du feu de l'ennemi, en dehors des routes et éloignée des points stratégiques, dans un endroit où il y a des habitations, de l'eau et des ressources d'approvisionnements.

4

L'emplacement de l'ambulance est indiqué par les
mêmes signaux que le poste de secours.

FONCTIONNEMENT DE L'AMBULANCE

10. — Les infirmiers sous les ordres des médecins et
des officiers d'administration, assurent le service de
l'ambulance.

11. — *Avant le combat.* — Les infirmiers préparent
tout ce qui est nécessaire pour recevoir les blessés et leur
donner des soins.

Les uns font provision d'eau, de bois, de paille, et
rassemblent les moyens de couchage. Les autres, s'il n'y
a pas d'habitations que l'on puisse utiliser pour l'établis-
sement de l'ambulance, dressent les tentes ou créent, s'il
y a lieu, des abris au moyen des ressources locales.

Lorsque l'ambulance est établie dans des constructions,
on affecte des locaux séparés :

1° A la visite des blessés à leur arrivée ;
2° Aux pansements et applications d'appareils ;
3° Aux opérations ;
4° Aux services accessoires.

Les infirmiers placent dans la salle de visite des brancards de rechange, et dans les salles de pansement et
d'opération les objets nécessaires pour panser les blessés ;
les appareils et boites d'instruments de chirurgie, des
cuvettes à pansement, du linge, de l'eau, etc.

Ils organisent le service de la cuisine et de la tisanerie,
et se mettent en mesure de faire du bouillon et de la
tisane.

Ils prennent, au fur et à mesure des besoins, dans les
voitures d'approvisionnements, placées près de l'ambulance, tout ce qui est nécessaire.

12. — *Pendant le combat.* — Les blessés menés à

l'ambulance par les brancardiers restent sur leurs brancards, tandis que des brancards de rechange sont délivrés aux porteurs ; ils sont visités par un médecin de l'ambulance, qui indique le service sur lequel ils doivent être dirigés.

Les hommes qui ont des blessures légères et peuvent reprendre leur service sont pansés et renvoyés ensuite à leur corps. Les blessés plus grièvement atteints mais encore capables de marcher sont, après pansement, rassemblés en dehors et à proximité de l'ambulance sous la surveillance d'un sous-officier.

Les autres blessés sont séparés en deux catégories : 1° ceux qui sont transportables et peuvent être évacués immédiatement ; 2° ceux qui n'étant pas transportables, doivent être remis à un hôpital de campagne venant s'installer sur la place même où fonctionne l'ambulance. La fiche de diagnostic, dont chaque blessé est muni et qui lui est délivrée au poste de secours ou à l'ambulance, indique la catégorie à laquelle il appartient.

La fiche blanche est attribuée aux blessés qui ont besoin d'une hospitalisation sur place, la fiche rouge aux blessés transportables.

Les blessés sont, après pansement, installés dans les salles le mieux possible, et espacés autant que leur nombre et la capacité des locaux le permettent. Ils sont couchés, suivant les ressources qu'on a pu se procurer, sur de la paille, des paillasses, des matelas, des brancards.

Une fois couchés, ils reçoivent d'abord de la tisane, et ensuite les médicaments et les aliments prescrits par le médecin traitant.

Les armes déchargées et les effets des blessés, recueillis par un sous-officier ou un caporal, au moment où ils sont apportés à l'ambulance, sont déposés dans un

endroit spécial. Les munitions qui auraient été apportées
par erreur seront remis à l'officier d'administration.

13. — Lorsque les postes de secours font un mouvement en avant, si la distance entre ces derniers et
l'ambulance est trop considérable, l'ambulance, ou seulement une des sections se porte en avant. Si l'armée fait
un mouvement rétrograde, l'ambulance se porte en
arrière ; une partie du personnel, réduite au strict
nécessaire, est laissée, si on le juge utile, avec les
blessés.

Le matériel de l'ambulance est rechargé avec rapidité
dans les voitures, cependant les infirmiers doivent avoir
soin de remplacer tous les objets avec ordre et conformément au chargement réglementaire.

14. — *Après le combat*. Destinée à suivre les mouvements de l'armée, l'ambulance doit se débarrasser le plus
vite possible de ses malades. Au fur et à mesure que les
blessés sont passés, on dresse des listes d'évacuation et on
prépare les moyens de transport.

15. — *Evacuation*. Si les voitures d'ambulances sont
insuffisantes, on utilise les fourgons des subsistances qui
sont disponibles, et on a recours aux voitures de réquisition.

Les blessés capables de voyager assis sont mis sur des
cacolets ou dans des voitures pourvues de sièges. On organise au besoin des sièges avec des bancs, des planches,
placées transversalement, ou le long des parois latérales
de la voiture, et que l'on fixe solidement avec des cordes
ou des courroies.

Les blessés qui ne peuvent voyager que couchés son
transportés dans des voitures d'ambulances à deux ou
quatre roues, sur des litières, ou dans des voitures de
réquisition. Ces dernières doivent être disposées de façon
que les blessés soient bien couchés et n'aient pas à

souffrir des secousses de la voiture. Elles sont garnies de matelas, de paillasses, ou seulement de paille ou de foin sur lesquels on étend une couverture ou un manteau. On égalise préalablement, s'il y a lieu, le fond de la voiture avec des planches.

Le transport dans des voitures non suspendues est pénible et fatigant pour des malades.

Les voitures sur ressorts, dont les mouvements sont plus doux, sont réservées aux grands malades. On cherche à suppléer au manque d'élasticité des voitures sur essieu, en disposant intérieurement une sorte de lit suspendu ; soit en formant, avec des cordes allant d'un côté à l'autre de la voiture, un filet ou hamac, sur lequels on placera une ou plusieurs planches qu'on recouvrira d'une paillasse ou d'un matelas ; soit en suspendant une civière ou un brancard aux parois de la voiture.

Une disposition plus simple consiste à tendre sur le dessus du chariot une couverture, un double drap, un double rideau, etc, qu'on recouvre ensuite d'un matelas, d'une paillasse, ou à défaut d'un lit de foin ou de paille.

Il est en outre, indispensable de préserver les blessés en recouvrant les voitures soit d'un tendelet sur cerceaux, soit de branchages fréquemment renouvelés.

Les blessés doivent être couchés sur les voitures avec les plus grandes précautions. Les parties lésées sont soutenues et maintenues dans l'immobilité, la tête est suffisamment élevée.

Les blessés capables de marcher à pied sont réunis en un détachement placé sous la surveillance de sous-officiers et de caporaux blessés.

INHUMATION

16. — Les infirmiers peuvent être appelés à concourir

aux inhumations des hommes tués sur le champ de bataille, ou qui meurent à l'ambulance.

Aucune inhumation ne doit avoir lieu avant que le décès ait été constaté par un médecin. Les plaques d'identité, les livrets et autres pièces établissant l'identité des militaires décédés, les bijoux et valeurs sont recueillis et remis à l'officier d'administration comptable de l'ambulance.

Les fosses d'inhumation seront profondes de 1m50 à 2 mètres et longues de 2 mètres; leur largeur, de 0m80 pour les fosses séparées, sera, pour les fosses communes, en rapport avec le nombre de corps qu'elles devront recevoir, en calculant que chaque corps occupe 0m60 sans bière et 0m.80 avec bière.

On dispose, si cela est possible, quelques branchages au fond de la fosse.

Dans la fosse commune, les corps sont placés tête-bêche sur un seul rang, non superposés, et couverts autant que possible d'une couche de chaux vive, qui sera délayée sur place par une quantité d'eau suffisante avant que la fosse soit comblée. La terre qui remplit la fosse sera bien foulée.

Dans les ambulances et sur le champ de bataille, les corps peuvent être dépouillés de leurs vêtements sauf de la chemise.

Service des Hôpitaux de campagne

EMPLOI DES HOPITAUX DE CAMPAGNE

17. — Les hôpitaux de campagne sont destinés à relever les ambulances dans la soirée, ou au plus tard dès le lendemain du combat; à continuer les évacuations, à traiter sur place les malades et les blessés non transportables; à renforcer éventuellement l'action des ambulances sur le champ de bataille.

LEUR EMPLACEMENT

18. — En principe, les hôpitaux de campagne doivent être assez éloignés du théâtre du combat pour être à l'abri des projectilles, et assez rapprochés pour permettre aux voitures des ambulances de faire plusieurs voyages dans la journée.

Ils sont établis de préférence dans des localités (bourgs, villages, fermes importantes) bien situées au point de vue hygiénique, placées à des nœuds de routes ou de chemins, et, si c'est possible, à proximité d'une voie ferrée ou navigable.

En cas d'insuffisance des habitations, on dresse des tentes.

L'emplacement de l'hôpital de campagne est marqué comme celui du poste de secours et de l'ambulance.

INSTALLATIONS DES HOPITAUX DE CAMPAGNE

19. — On fait rapidement aux locaux les aménagements nécessaires pour permettre l'exécution du service, et on veille à ce qu'ils soient mis dans le plus grand état de propreté.

On écrit sur chaque bâtiment l'affectation du local et la contenance en lits.

Le médecin-chef fait procéder aux réquisitions nécessaires : objets de couchage, matériel de cuisine, vivres, effets à l'usage des malades.

Si les objets de couchage sont en quantité insuffisante, on emploie de la paille, en attendant que des lits, des sacs à paille aient été improvisés avec les ressources qu'on a sous la main.

Avec de la paille, de la laine ou des enveloppes en toile on fait des paillasses et des matelas ; on établit des lits avec des planches et des tréteaux.

On peut aussi fabriquer un bois de lit assez solide de la manière suivante: On prend pour faire les pieds du lit, quatre poteaux équaris, longs de 0^m90 à 0^m95.

On les réunit deux à deux au moyen de planches de 0^m80 à 0^m90 de long et de 0^m15 à 0^m20 de large; les extrémités du lit ainsi constituées, on forme les parois latérales avec deux planches de 2 mètres de longueur et de 0^m20 à 0^m25 de largeur, qui sont fixées aux poteaux de manière à être distantes de 0^m40 à 0^m45 du sol. Le lit est complété avec 4 à 5 planchettes plus étroites qui, placées transversalement et à plat au-dessus des précédentes, en forme le fond. Ces diverses parties sont clouées et solidement fixées entre elles.

On peut aussi enfoncer dans le sol 4 pieux de 0^m40 à 0^m50 d'élévation, les réunir deux à deux au moyen d'une latte clouée et placer par dessus le brancard.

EXÉCUTION DU SERVICE

20. — Le service dans les hôpitaux de campagne est organisé de façon à se rapprocher, autant que possible, de celui des hôpitaux militaires à l'intérieur.

Il importe, en raison de la nature des affections qui y sont traitées et de l'agglomération des malades qui existe quelquefois, que les infirmiers apportent le plus grand soin à la propreté générale, et veillent à l'aération et à l'assainissement des salles de malades.

HOPITAUX A DESTINATION SPÉCIALE

21. — Pour éviter la propagation des épidémies, des hôpitaux de campagne sont destinés au traitement des hommes atteints de maladies épidémiques ou contagieuses.

Ces établissements sont signalés par un fanion jaune; leurs abords sont interdits à la troupe.

Les malades sont installés dans des abris légers et susceptibles d'être complètement détruits ; des locaux sont réservés à l'assainissement et à la désinfection de la literie et des vêtements.

Les malades reçus dans ces hôpitaux ne sont jamais évacués sur une autre formation sanitaire.

Lorsque la fermeture de ces hôpitaux est ordonnée, les abris provisoires créés, la paille, la literie, les effets sont toujours détruits par le feu ; le personnel et le matériel sont toujours soumis à des mesures de désinfection ou de police sanitaire.

SERVICE DES HOPITAUX D'ÉVACUATION

22. — Les hôpitaux d'évacuation installés aux têtes de lignes d'étapes sont destinés à recevoir les blessés et les malades provenant des ambulances et des hôpitaux, et à assurer leur évacuation sur les hôpitaux de l'intérieur.

Ils sont installés dans le voisinage immédiat des gares, dans des locaux spacieux, sous des baraquements ou sous des tentes.

Le service est réglé comme dans un hôpital de campagne.

SERVICE DES TRAINS D'ÉVACUATION

23. — Les évacuations se font dans des trains ordinaires pour les malades ou blessés en état de voyager assis. Des places sont réservées à quelques infirmiers pour aider les malades et donner des soins pendant la route. Les malades ou blessés les plus grièvement atteints sont transportés dans des trains sanitaires permanents, ménagés d'une façon spéciale.

Les blessés dont l'état est moins grave, mais qui cependant doivent être transportés couchés, sont évacués dans des trains sanitaires improvisés.

AMÉNAGEMENT DES WAGONS DES TRAINS
SANITAIRES IMPROVISÉS

24. — Ces trains se composent de voitures couvertes à marchandises, des Compagnies de chemins de fer, qui sont aménagées par les soins de l'hôpital d'évacuation.

Les brancards, munis de paillasses ou matelas, sont placés sur des appareils de suspension (*appareils Bry*) au montage et démontage desquels les infirmiers sont exercés dès le temps de paix.

En cas d'urgence, on peut disposer directement sur le plancher du wagon des paillasses dont les coins, laissés vides, sont ficelés de manière à servir de poignée.

Pour éviter des secousses pénibles aux malades, les pieds des brancards ne doivent pas être placés directement sur le plancher. A cet effet, les extrémités des hampes peuvent être appuyées sur deux botillons de paille ou sur deux fagots de bois.

Les paillasses ou brancards sont toujours disposés suivant l'axe du wagon, trois de chaque côté; chaque wagon peut ainsi recevoir six hommes couchés; en cas de besoin, on transportera un septième malade en plaçant une couchette perpendiculairement à l'axe du wagon, la tête appuyée contre l'une des parties latérales.

AÉRATION DES WAGONS

25. — Pour assurer l'aération des wagons de malades et blessés dans des conditions aussi satisfaisantes que possible, les volets, quand ils existent, sont ouverts d'un côté, si la température le permet. On cloue sur les couvertures un morceau de gaze à pansement plié en double; cette disposition évite l'introduction dans les wagons de la poussière et de la fumée.

CHAUFFAGE DES WAGONS

26. — Le chauffage des trains improvisés peut être assuré au moyen de bouillottes en usage sur les réseaux de chemins de fer.

Si le froid est rigoureux et si les approvisionnements disponibles sont suffisants, on place une bouillotte sous chaque brancard. Habituellement, quatre bouillottes installées aux quatre coins suffisent. En cas de nécessité les hommes les plus gravement atteints reçoivent des bouteilles ordinaires dont on renouvelle l'eau chaude.

Toutes les fissures des wagons sont bouchées avec soin au moyen de papier, de paille ou de linge, etc. une couverture est clouée sur l'axe des deux baies latérales.

INSCRIPTIONS ET SIGNES DISTINCTIFS

27. — Le fanion de la Convention de Genève, accompagné du fanion national, est arboré sur la première voiture En outre, sur chaque wagon on inscrit un numéro d'ordre et l'on place alternativement sur l'une ou l'autre des faces latérales l'insigne de la Convention de Genève.

EMBARQUEMENT DES MALADES ET BLESSÉS

28. — Les malades qui peuvent marcher sont conduits par les infirmiers, qui les aident à monter en wagon et les font coucher immédiatement aux places assignées.

Quant aux malades et blessés couchés, chacun d'eux est embarqué sur un brancard, qu'il conserve pendant tout le trajet.

EXÉCUTION DU SERVICE PENDANT LA ROUTE

27. — En règle générale, les infirmiers sont répartis dans les wagons de malades et de blessés à raison de un

par wagon. Ils assurent l'exécution des prescriptions médicales et donnent aux malades tous les soins nécessaires. Ils ne doivent jamais vider les seaux d'aisance pendant la marche du train.

Pendant les arrêts de quelque durée, ils ouvrent les deux portes des wagons si la température le permet; ils conduisent soit aux latrines soit aux réfectoires des gares es malades qui peuvent marcher.

Service des Transports par eau

CONSTITUTION DES CONVOIS D'ÉVACUATION PAR EAU

29. — Les évacuations de malades par eau se font sur les fleuves et canaux, au moyen de bateaux plats à halage, des types appelés flûte ou péniche. Ces bateaux préalablement aménagés pour leur destination spéciale, naviguent par groupe de quatre, cinq ou six au maximun, et forment des convois sanitaires d'évacuation par eau, analogues aux trains sanitaires improvisés. Il ne sont donc pas constitués en hôpital; leur ravitaillement est assuré, le long de la route, par des établissements analogues aux infirmeries de gare.

EXÉCUTION DU SERVICE

31 — Chaque bateau représente une salle d'hôpital contenant un nombre plus ou moins considérable de lits ou de brancards. Il est muni en conséquence des objets nécessaires à une salle de malade.

Deux infirmiers au minimum par bateau sont affectés au service de ces salles improvisées, où le service s'exécute autant que possible, comme dans une salle ordinaire.

Durant le jour, chaque bateau du convoi sanitaire arbore le pavillon national et celui de la Convention de Genève.

La nuit, on s'abstient d'allumer les lanternes blanches et rouges, qui sont employées à terre pour montrer l'emplacement des ambulances.

EMBARQUEMENT ET DÉBARQUEMENT
DES MALADES

32. — L'embarquement et le débarquement des malade et blessés sont assurés par le service de santé. Ils s'exécutent conformément aux instructions contenues dans le *Manuel du Brancardier militaire.*

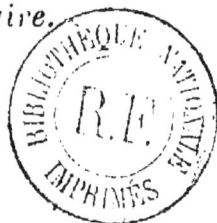

TABLE DES MATIÈRES

www.ingramcontent.com/pod-product-compliance
Lightning Source LLC
Chambersburg PA
CBHW070831210326
41520CB00011B/2218